AU SUJET

DES

ENDÉMIES PESTEUSES

PAR

Le Docteur BEROS

MÉDECIN SANITAIRE MARITIME
(Médaille d'or des Épidémies)

ANCIEN MÉDECIN DE L'ASSISTANCE INDIGÈNE EN OCÉANIE
MÉDECIN DE LA SANTÉ DU PORT DE CASABLANCA (MAROC)

BORDEAUX

IMPRIMERIE Y. CADORET

17, RUE POQUELIN-MOLIÈRE, 17

1916

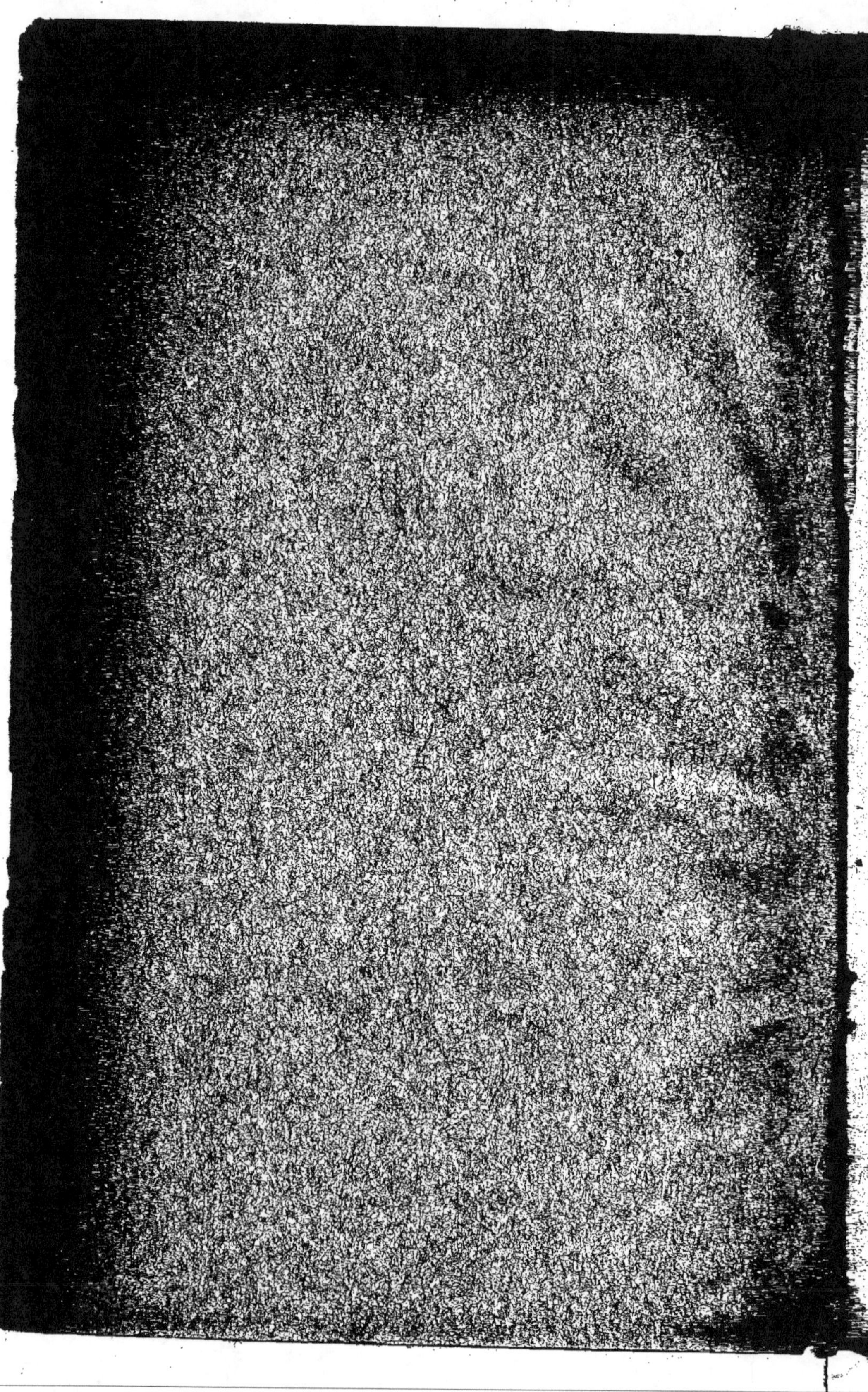

AU SUJET

DES

ENDÉMIES PESTEUSES

PAR

Le Docteur BEROS

MÉDECIN SANITAIRE MARITIME
(Médaille d'or des Épidémies)
ANCIEN MÉDECIN DE L'ASSISTANCE INDIGÈNE EN OCÉANIE
MÉDECIN DE LA SANTÉ DU PORT DE CASABLANCA (MAROC)

BORDEAUX

IMPRIMERIE Y. CADORET

17, RUE POQUELIN-MOLIÈRE, 17

—

1916

AU SUJET

ENDÉMIES PESTEUSES

———

Durant notre séjour en Nouvelle-Calédonie (octobre 1907-mars 1913), il nous a été donné d'assister à trois épidémies de peste dans les tribus canaques de l'intérieur de l'île.

La première éclatait à Pouébo dans les derniers jours d'octobre 1907 ; jusqu'à sa terminaison (4 janvier 1908), je constatai 38 cas dont 23 furent suivis de décès.

C'est en vain que, interrogeant les indigènes, je recherchai l'épizootie prémonitoire classique. Par contre, je recueillis de la bouche des colons et des missionnaires Maristes, installés dans la région depuis de longues années, le récit suivant :

Vers la fin de l'été 1901, alors que sévissait à Nouméa la première épidémie de peste importée par un navire venant de Bombay, un indigène de la tribu de Yambé, résidant à Nouméa, quitta cette ville, revint dans son village où il tomba malade et mourut deux jours après de peste bubonique. Son décès fut suivi de celui de 42 indigènes de la tribu. L'un d'eux alla mourir chez des parents, dans la tribu voisine de Pouébo. La case où il mourut et que l'on omit de détruire fut abandonnée. Dans le courant d'octobre 1907, une fête ayant attiré de nombreux indigènes à Pouébo, toutes les cases disponibles furent occupées et une femme coucha dans cette case inhabitée depuis le décès du pestiféré. Quelques jours après, elle tombait malade ; le surlendemain, elle mourait. Des femmes qui veillèrent son cadavre, selon la coutume du pays, trois furent prises, à quelques jours de là, de céphalée, fièvre, abattement, tumeurs ganglionnaires, etc., et succombèrent à leur tour dans leur village, créant, par le même mode de transmission, de nouveaux foyers de contamination pesteuse : les puces, quittant le cadavre qui se refroidissait, se réfugiaient sur les personnes environnantes. Quand je fus prévenu par la gendarmerie et que je vins à Pouébo, 15 décès suspects de peste s'étaient déjà produits, au dire des colons et des missionnaires qui me fournirent les renseignements ci-dessus. Je constatai 4 cas à mon arrivée ; ils furent suivis de 10 autres. Ces cas se succédèrent, transmis de malade à bien portant, avec une telle régularité que nous pûmes suivre l'épidémie pour ainsi dire pas à pas. Dans les premiers jours de novembre, les divers villages constituant la tribu de Pouébo étaient tous contaminés. Les mesures prises pour enrayer le mal furent les suivantes :

1° Isolement des malades dans un lazaret improvisé ;

2° Isolement des indigènes ayant été en contact avec des pestiférés (dans un deuxième lazaret) ;

3° Destruction par le feu des cases des pestiférés ;

4° Inhumation des pestiférés (sitôt morts) dans de la chaux ;

5° Établissement d'un cordon sanitaire interceptant toute communication entre les villages contaminés et les villages voisins ;

6° Abandon des villages contaminés et destruction de toutes les cases par le feu.

Je pris cette dernière et sévère mesure au bout de quinze jours seulement, en voyant que l'épidémie ne cédait pas devant les mesures ordinaires d'isolement et de désinfection. L'épidémie s'arrêta aussitôt (fin décembre 1907).

Quelques jours après, le Gouverneur m'envoyait dans la tribu des pemboas (Bondé) où sévissait une mortalité anormale. Je constatais quatre cas de peste bubonique; l'épidémie fut enrayée de suite. La peste n'était pas une nouveauté pour les indigènes de la région de Bondé. Colportée de Nouméa, elle les avait visités pour la première fois en 1901, puis en 1904 et en 1906. Elle devait revenir encore deux ans plus tard en 1910, époque à laquelle le docteur Nicolas en constata sept cas.

Enfin le 20 décembre 1912, alors qu'agonisait à Nouméa une épidémie qui venait de frapper une soixantaine de personnes : Européens, Asiatiques ou indigènes, je recevais du Gouverneur l'ordre de me rendre dans les tribus de Nérin et de Gondé où venaient de se produire plusieurs décès paraissant dus à une maladie épidémique.

Le village de Nérin est situé dans la chaîne centrale. Cette tribu, très retirée dans l'intérieur, n'a aucune relation avec Nouméa, distant d'ailleurs de plus de 300 kilomètres. La contamination par Nouméa n'était pas possible. Par contre, la tribu de Nérin est voisine de l'ancien centre minier de Népoui, abandonné aujourd'hui, où sévit en 1901 une violente épidémie de peste importée de Nouméa.

Arrivé sur les lieux le 21 décembre, je constatai deux cas de peste bubonique (j'adressai des frottis au laboratoire de Nouméa qui me faisait connaître cinq jours après que le microscope avait confirmé le diagnostic de peste). Il y eut six cas et quatre décès. De Nérin la peste avait gagné Gondé, tribu située à 8 kilomètres à l'Est dans la vallée de la Houailou. J'appris, en effet, que plusieurs indigènes de la tribu de Gondé s'étaient rendus à Nérin dans les premiers jours de décembre pour assister aux funérailles d'une des victimes de la maladie : de la femme Panimaoui morte de peste. L'un d'eux, Mati, rentré à Gondé le 6, tombait malade le 8 et mourait le 11. Son décès fut suivi, à quelques jours d'intervalle, de celui de sa femme, puis de celui de sa fillette et enfin de celui d'une petite camarade de cette dernière ; à ces quatre cas se bornèrent les ravages de la peste à Gondé.

Comme à Pouébo, en 1907, l'épizootie murine avait manqué ; comme à Pouébo, la maladie s'était transmise de malade à bien portant, de la femme au mari à Nérin ; du mari à la femme et à l'enfant à Gondé.

Des indigènes des nombreuses tribus voisines étant venus soit à Nérin, soit à Gondé assister aux obsèques des pestiférés, il y avait lieu de redouter l'extension rapide du fléau à toutes les tribus environnantes. Les mesures prises furent les suivantes :

1° Isolement des malades dans un lazaret;

2° Isolement dans un deuxième lazaret des indigènes qui furent en contact avec les malades (parents, amis qui les soignèrent);

3° Isolement :

    a) des tribus contaminées à l'aide d'un cordon sanitaire.

    b) des tribus suspectes à l'aide d'un deuxième cordon sanitaire concentrique, d'un plus grand rayon (par tribus suspectes nous entendions celles qui n'avaient pas eu de malades mais dont les indigènes s'étaient rendus dans les tribus contaminées à l'occasion des funérailles des pestiférés) ;

4° Vaccination à la lymphe d'Haffkins de tous les individus pris ainsi en observation, c'est-à-dire :

1° Des isolés du deuxième lazaret ;

2° Des indigènes des tribus contaminées ;

3° Des indigènes des tribus suspectes.

Les vaccinations ainsi pratiquées par le docteur Bocquillon, par le docteur Collin et par moi, atteignirent, en y comprenant celles des gendarmes et des indigènes des cordons sanitaires, le chiffre de **861**.

5° Destruction, par le feu, de toutes les cases des pestiférés ;

6° Désinfection des cases non contaminées ;

7° Inhumation (dans de la chaux) des pestiférés sitôt morts.

Le rôle du médecin n'étant pas seulement d'enrayer une épidémie, mais aussi de tâcher d'en empêcher le retour, fort de l'expérience de l'épidémie de Pouébo en **1907**, nous conseillons les mesures prophylactiques suivantes :

1° L'abandon des villages contaminés et leur réfection sur un nouvel emplacement ;

2° La visite des tribus par le médecin au cours des mois d'octobre, novembre et décembre : c'est toujours durant ce trimestre qu'ont eu lieu les réveils de peste dans les foyers anciens ; c'est durant ce trimestre également que les puces pullulent en Calédonie.

Nos observations, corroborées sur certains points par celles d'autres praticiens coloniaux, nous ont amené à des déductions épidémiologiques qui diffèrent un peu des idées en cours.

Selon l'opinion classique, fondée sur la brièveté de la

vie du bacille pesteux dans le sol, à chaque épidémie
correspond une réinfection nouvelle. Des bacilles nouveaux sont apportés par des rats débarqués d'un navire
venant d'un port contaminé. La peste n'existerait à
l'état véritablement endémique que dans les régions où
le bacille est conservé dans l'organisme d'un animal-
hôte, une marmotte, l'*Arctomys Bobax* du Thibet (Le
Dantec).

Dans l'île calédonienne, la contamination primitive
classique eut lieu en 1901 par un navire venant de
Bombay. De là des indigènes répandirent la peste sur
divers points de l'île : Yambé, Bondé, Népoui. *Sans
contamination nouvelle,* des épidémies ont éclaté depuis
dans chacun de ces points ou dans les environs : Bondé
(1904-06-08-10), Pouébo (1907-08), Nérin, près Népoui
(1912).

Il ne s'agit plus d'épidémies importées, mais de réveils
endémiques.

Que devient le bacille durant les intervalles qui sépa-
rent les diverses épidémies? Il n'y a pas d'Arctomys
Bobax en Calédonie pour l'héberger. Faut-il penser que
les rats leur suppléent.

Comme je l'ai déjà signalé, les rats ne paraissent pas
avoir joué de rôle dans les épidémies auxquelles j'ai
assisté. Le docteur Nicolas fit la même constatation en
1910 à Bondé (In *Bulletin de la Société de pathologie
exotique,* 1901). Dans le *Bulletin* de la même Société,
en 1912, F. Oldt note que dans l'épidémie de peste qui
sévit à Sim-Lam, province de Kouang-Tong (Chine),
l'épizootie murine fit défaut.

Les réveils ont eu lieu dans les mêmes points ou dans
leur voisinage immédiat; la propagation s'est faite
d'homme à homme, nous avons pu suivre la maladie,
pour ainsi dire, pas à pas. Si la gent murine avait été

infectée, les rats fuyant les foyers de peste, le fléau eût été disséminé dans toutes les directions au lieu de se propager méthodiquement du malade à ses proches sans jamais franchir les limites d'un cordon sanitaire efficace, sans doute pour empêcher le va-et-vient des indigènes d'une tribu à l'autre, mais impuissant, c'est puéril de le dire, à empêcher l'exode des rats.

Le bacille pesteux n'étant pas conservé dans l'organisme d'un animal-hôte, il faut bien admettre qu'il est doué d'une vitalité dans le sol de plus longue durée qu'on ne le suppose.

Yersin a bien trouvé des bacilles pesteux vivant dans le sol de cases de pestiférés plusieurs mois après la visite de la peste, ces bacilles étaient dépourvus de virulence.

On peut penser que cette conservation peut durer plus ou moins longtemps selon la nature du sol, la température, le degré d'humidité, etc..., qu'en second lieu la virulence du bacille peut être à nouveau exaltée s'il rencontre un milieu convenable, des conditions atmosphériques appropriées.

Les puces, disent les bactériologistes, peuvent garder des bacilles vivant dans leur estomac pendant deux à trois mois par 25° de température environ. Mais n'empiétons pas sur le terrain de nos Savants; Médecins-praticiens, relatons simplement les faits observés.

Les épidémies de peste en nouvelle Calédonie, ou plus exactement les réveils endémiques de 1907, date de la contamination primitive de l'île, à 1913, époque de la dernière épidémie, se sont toujours produits durant la saison chaude. Ces réveils ont coïncidé avec la présence de puces en abondance dans les cases canaques.

Un lien étroit paraît lier les réveils endémiques de

peste et la présence des puces en quantité, le pullulement de ces parasites étant périodique.

Il y a lieu, nous semble-t-il, de séparer les réveils épidémiques des épidémies de première invasion. Le mode de propagation n'est pas le même. Le rôle prépondérant joué par les rats dans les épidémies de la deuxième catégorie devient secondaire dans celles de la première.

Si dans le premier cas l'épizootie est pour ainsi dire le canevas sur lequel vient se tracer le dessein de l'épidémie, l'une étant la cause déterminante de l'autre, ainsi que l'affirment Chantemesse et Borel, dans le deuxième cas, au contraire, l'épizootie préalable peut faire défaut, surtout dans la brousse, dans le Bled. Chantemesse et Borel considérant la peste comme une maladie des rongeurs qui se transmet à l'homme nient la contagion du fléau par les malades. « Si la peste se » propageait par les malades, on pourrait citer l'exemple » net et précis d'un navire transportant un contagieux à » son bord et ayant par son intermédiaire infecté une » ville. Si la peste se transmettait par les malades ou » par les objets, comment ne serait-elle pas sortie des » ports... que la navigation soit maritime ou fluviale, » elle joue toujours dans la propagation de la peste un » rôle identique ». Mes observations offrent un démenti à ces affirmations. Les tribus de Yambé, de Bondé, le centre Népoui en Calédonie n'ont-ils pas été contaminés par des individus en période d'incubation de peste venant de Nouméa, ville infectée de peste? La peste est bien sortie des ports ! Comment expliquer cette épidémie de Nérin dans la chaîne centrale, sa propagation à Gondé, la navigation fluviale n'y fut pour rien. Aucun cours d'eau ne relie Nérin à Gondé. Le fléau redescendit de Nérin à Gondé colporté par un indigène qui avait assisté à des obsèques de pestiféré, c'est de cette même manière qu'à Pouébo, en 1907, la peste avait successivement envahi tous les villages de la tribu transportée par les femmes qui avaient veillé le cadavre de la première victime.

Parlant des formes pneumonique et gastro-intestinale de la peste, les auteurs précités déclarent bien : « Nous » voici obligés d'apporter à la théorie de la non-contagion de la peste par les malades une restriction certaine. En effet, dans quelques-unes de ses formes, la » peste peut se transmettre d'homme à homme. Une » autre forme de la maladie peut indirectement se » propager d'homme à homme : c'est la septicémie » pesteuse ; dans ce cas, le microbe charrié dans le sang » même de l'homme peut être transporté et inoculé sur » un autre sujet par l'intermédiaire de certains insectes, »-moustiques ou puces ». Comme nos observations le démontrent, la forme bubonique comme la forme septicémique se transmet d'homme à homme par l'intermédiaire de certains parasites. Ce fut même le seul mode de propagation de la maladie au cours des réveils épidémiques de peste bubonique dans l'intérieur de l'île Calédonienne.

Chantemesse et Borel ajoutent : « Il est possible » néanmoins que la forme septicémique ait eu autrefois » une certaine importance lors des époques où les » hommes abritaient sur eux-mêmes de nombreux parasites dont la civilisation les a amenés à se séparer : cette » même cause de propagation peut exister dans les » régions où le progrès n'a pas encore pénétré ».

C'est qu'elles sont nombreuses et très peuplées les régions où les hommes abritent sur eux de nombreux parasites et où la contagion d'individu à individu par l'intermédiaire desdits insectes joue un rôle prépondérant dans la propagation et la dissémination du fléau. Ce qui est l'exception en Europe devient le fait courant aux colonies, surtout chez les Indigènes.

En résumé, disent Chantemesse et Borel, on constate chez l'homme trois grandes formes de peste (bubonique, pulmonaire et septicémique) aussi différentes au point de vue clinique qu'au point de vue des mesures qu'elles réclament respectivement.

Nous ajouterons qu'à côté des formes cliniques il y a des formes épidémiques :

1° Épidémies de première invasion ;

2° Réveils endémiques.

Au point de vue épidémiologique, il convient de séparer les épidémies à bord des navires et dans les ports, des épidémies dans la brousse parmi les peuplades non civilisées ou incomplètement civilisées.

Si l'étude des premières a été faite minutieusement en vue d'arriver à un règlement de police sanitaire maritime mettant l'Europe à l'abri de l'invasion de la peste, par contre on n'a peut-être pas accordé aux épidémies rurales d'outre-mer toute l'attention qu'elles méritaient. Il y a là un peu d'égoïsme de notre part. Nous défendre c'est fort bien, mais n'est-ce pas également un devoir que de défendre l'existence d'êtres qui se sont soumis à notre domination ?

A ces formes épidémiques différentes il faut opposer les mesures prophylactiques différentes visant l'agent prépondérant de propagation : le rat dans la première, la puce dans la deuxième. A notre avis, d'ailleurs, dératisation et désinfection pullicide sont deux mesures qui se complètent, et si l'une ou l'autre paraît plus spécialement indiquée, leur combinaison amènera toujours une stérilisation plus rapide et plus complète des foyers pesteux.

Il est inutile d'insister sur les méthodes de dératisation, elles sont connues de tous. Je rappellerai néanmoins les mesures de prophylaxie permanente prises sur les conseils d'un médecin dans certaine ville d'Extrême-Orient à Phrapaton (Siam).

La peste visitait régulièrement cette localité ; trois épidémies successives causèrent de sérieux ravages parmi la population.

Un arrêté local stipula que toutes les maisons devaient être dallées ou cimentées et que les planchers devaient être surélevés, bien drainés et parfaitement accessibles. Un délai de huit mois fut accordé pour apporter aux maisons les modifications prescrites. La Gent murine quitta ces demeures inhospitalières. Elle ne trouvait plus pour nicher ces retraites bien closes que lui ménageaient auparavant les architectes du lieu ; elle y cultivait tout à son aise les bacilles de Yersin ; les puces n'avaient qu'une mince lame de parquet à franchir pour inoculer le virus pesteux aux êtres humains qui logeaient au-dessus.

On n'a plus revu la peste à Phrapaton (in *Bulletin de la Société de pathologie exotique*, Manaud, 1911).

La désinfection pullicide doit être pratiquée systématiquement à la saison où ces parasites pullulent, saison où se produisent habituellement les réveils endémiques.

Cette désinfection pullicide consistera à arroser le sol et les parquets des habitations et des magasins, stores, entrepôts, etc., avec des solutions insecticides ; on peut également pulvériser ces mêmes substances à l'aide des pulvérisateurs vendus à cet usage.

Parmi les nombreuses solutions antiparasitaires dont l'efficacité a été démontrée, Manaud recommande la

suivante dans un article sur la prophylaxie par la désinfection pullicide :

> *A.* Solution saturée de napthtaline dans
>   du pétrole ou huile de naphte.
>   Savon noir.   émulsion.   ââ
>   Eau.
>
> *B.* Emulsion A.   ââ
>   Crésol.

Étendre d'une ou deux parties d'eau.

En fait de prophylaxie anti-pesteuse, il est une
mesure dont l'efficacité n'est plus à démontrer ; nous
voulons parler de la vaccination antipesteuse à l'aide
de la lymphe d'Haffkins. Elle confère une immunité de
deux à trois mois, durée supérieure généralement à
celle d'une épidémie ; c'est un gros avantage sur le
sérum de Yersin avec lequel il faut procéder tous les
dix jours à une nouvelle injection ; le sérum conférant,
par contre, une immunité immédiate alors que celle de
la lymphe Haffkinienne n'est acquise qu'après cinq à
six jours, nous opérions de la manière suivante : Les
personnes directement exposées (infirmiers…) recevaient
une injection de 10 cc. de sérum de Yersin, puis deux
jours après une injection de 1 cc. de lymphe d'Haffkins.
Les indigènes isolés recevaient 1 cc. de lymphe en
injection hypodermique dans la région du flanc.

Le docteur Bocquillon, le docteur Collin et moi nous
fîmes de la sorte 861 vaccinations au cours de la dernière épidémie. Parmi ces 861 vaccinés, 2 seulement
furent atteints.

Primet rapporte les résultats obtenus par Poumeyrac
à Lang-So (Tonkin) et par Devy, à Pnomph-Pemph
(Cambodge).

Lang-Son, sur 1.995 vaccinés : 0 malade.

Pnomph-Pemph, sur 3.387 vaccinés : 7 malades.

A Sim-Lam, province de Kouang-Tong (Chine), F. Old constate 30 cas de peste, l'épizootie murine manque, la propagation se fait d'homme à homme. 300 personnes exposées directement sont vaccinées, un seul cas de peste se produit parmi elles.

La lymphe est donc une arme puissante au cours de ces épidémies exotiques parmi ces peuples peu civilisés abondamment pourvus de parasite où la contamination par le malade est la règle.

Alors que l'emploi du sérum de Yersin à haute dose par voie intra-veineuse, donné dans les premières heures de la maladie, joint aux mesures de désinfection habituelles (désinfection pullicide comprise) réalisera la stérilisation du foyer pesteux, la vaccination, à l'aide de la lymphe d'Haffkins fera le vide autour du bacille.

Ne trouvant plus de véhicule-hôte pour le transporter dans des organismes qui ne sont plus réceptifs d'ailleurs, la lymphe les ayant immunisés, le microbe disparaîtra et le fléau s'arrêtera court.

C'est par la mise en œuvre de semblables moyens de défense que nous pûmes enrayer en quelques jours l'épidémie de Nérin (Nouvelle-Calédonie), en 1912, et limiter à quelques cas les ravages causés par le fléau qui, dévalant de la chaîne centrale de l'île, avait déjà gagné le village de Gondé dans vallée de Houailou et menaçait les nombreuses tribus indigènes ainsi que les centres européens de colonisation échelonnés sur les rives du fleuve.

35.854. — Bordeaux, imprimerie Cadoret, 17, rue Poquelin-Molière.

www.ingramcontent.com/pod-product-compliance
Lightning Source LLC
LaVergne TN
LVHW050255030726
842520LV00006B/2386